Babiker El Mamoun

A distribuição da massa óssea na secção transversal da vértebra humana

Babiker El Mamoun

A distribuição da massa óssea na secção transversal da vértebra humana

ScienciaScripts

Imprint

Cover image: www.ingimage.com

This book is a translation from the original published under ISBN 978-620-2-02705-2.

Publisher:
Sciencia Scripts
is a trademark of
Dodo Books Indian Ocean Ltd. and OmniScriptum S.R.L publishing group

120 High Road, East Finchley, London, N2 9ED, United Kingdom
Str. Armeneasca 28/1, office 1, Chisinau MD-2012, Republic of Moldova, Europe
Printed at: see last page
ISBN: 978-620-8-05423-6

A distribuição da massa óssea na secção transversal da vértebra humana e a sua análise funcional

Dr. Babiker Ahmed EL Mamoun

MBBS, Facharzt, CCST, MD.

Cirurgião Geral Consultor, Hospital Universitário de Omdurman.

Professor Associado, Diretor Adjunto, Faculdade de Medicina, Universidade Ahfad para Mulheres, Omdurman, Sudão.

Índice

Introdução

Desde Bourgery (1838), Meyer (1867), Wolf (1892) e Roux (1895), muitos ensaios foram feitos na tentativa de explicar a conformidade entre a forma e a estrutura do esqueleto relacionada com o stress funcional. Em geral, concordou-se que a arquitetura do osso é afetada pela sua tensão mecânica. Mas, nessa altura, não foram encontradas provas da influência da estrutura óssea na distribuição das tensões.

Em 1948, 1950 e 1954, Pauwels mostrou o caminho para fornecer provas com a observação de que a distribuição do material no osso era proporcional à distribuição das tensões. Quando a massa da estrutura de um raio X foi comparada com a experiência do modelo ótico de tensão da massa de tensão local (Isochromats), Pauwels encontrou uma boa conformidade entre ambos.

Kummer (1962, 1972, 1978) confirmou que o osso deve ser visto como um corpo com força uniforme, ou seja, a quantidade de material em qualquer ponto da secção transversal do osso está na mesma proporção que a massa de tensão local. Considerou a adaptação do osso como um processo de controlo cibernético, segundo o qual a deformação do osso é determinada pela massa de tensão local. Por este motivo,

Kummer distingue entre o mecanismo a longo prazo (a deformação da matriz orgânica) e o mecanismo a curto prazo (depósitos ou remoção dos sais de cálcio). Esta hipótese basear-se-á no funcionamento das estruturas da coluna vertebral. Neste caso, tratar-se-á da investigação da vértebra humana.

Barthez (1798) já tinha mencionado a posição diagonal da vértebra nos seres humanos e nos animais, sem dar uma explicação para o facto.

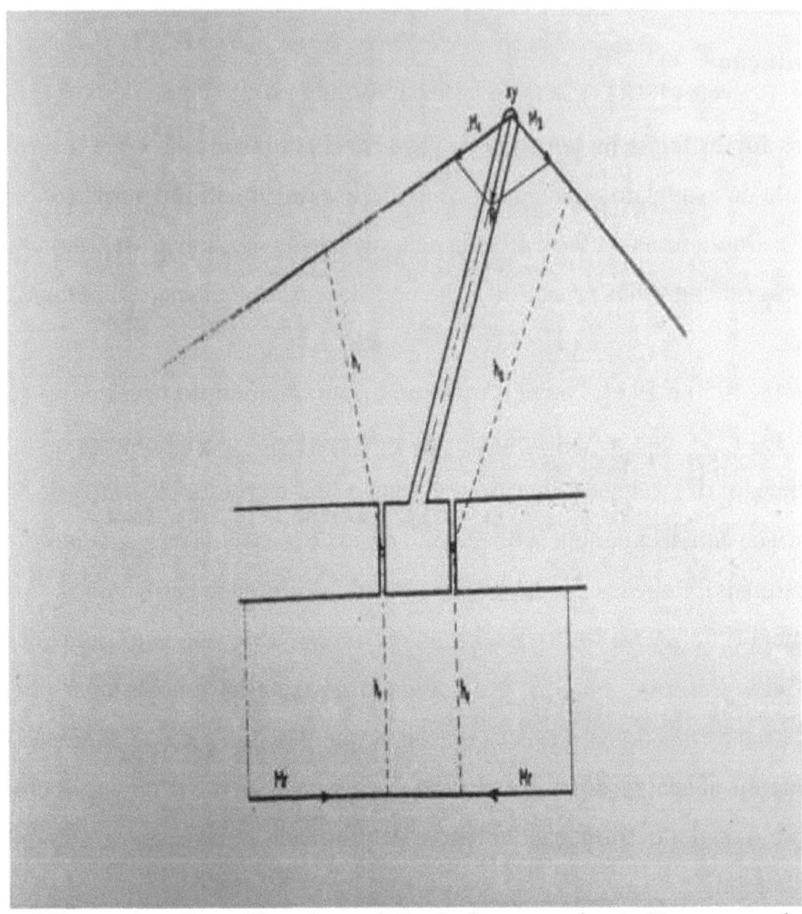

Figura 1 Determinação gráfica da posição da força resultante R em caso de tensão axial da vértebra (de acordo com Kummer, 1960)

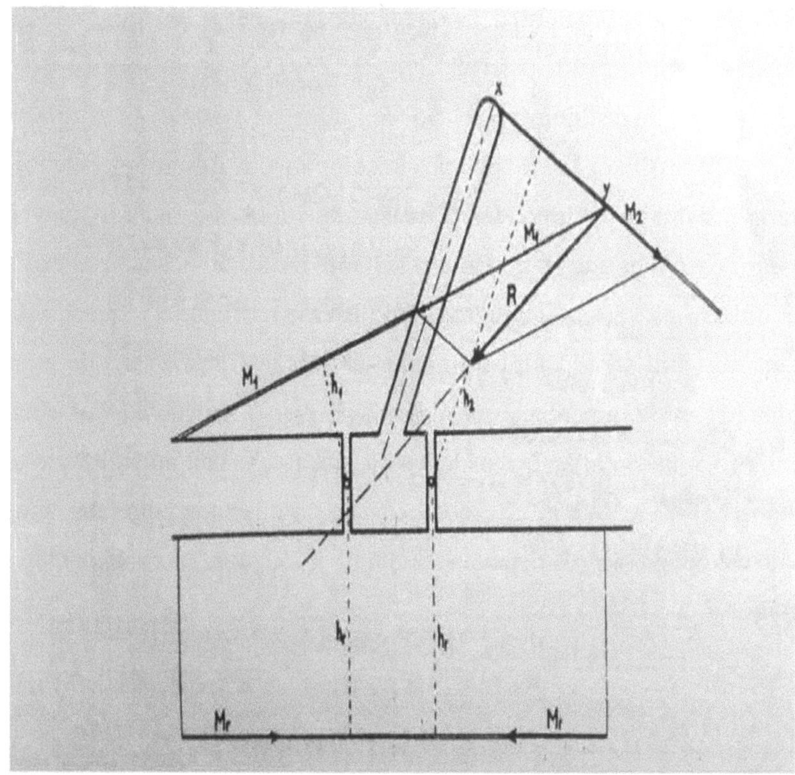

Figura 2 Determinação gráfica da posição da força resultante R no caso de uma tensão de inclinação da vértebra (segundo Kummer, 1960)

Strasser (1913) confirmou que as vértebras formam alavancas, nas quais os músculos, que estão fortemente ligados à coluna vertebral, estão ligados à parede dorsal. Slijper (1946) e Kummer (1960) partilham a mesma opinião.

Mas, por outro lado, o modo de tensão mecânica da vértebra é descrito na literatura médica de muitas formas diferentes.

Strasser (1913), com base em comparações observadas, afirmou que a vértebra tem a mesma direção de todos os músculos resultantes ligados a ela. De acordo com o acima mencionado, apenas uma clara tensão axial pode ser evidente.

Depois de examinar tantos esqueletos de diferentes mamíferos, Slijper (1946) chegou a regras tão complicadas, segundo as quais, as vértebras são orientadas e formadas, numa situação normal, na direção dos músculos que lhes estão ligados, têm o menor comprimento possível.

Kummer (1960) investigou a questão de saber se e como as afirmações de Strasser (1913) e Slijper (1946) podem ser compatíveis. Resumindo, ele foi capaz de determinar duas possibilidades de tensão da vértebra de acordo com Slijper. O primeiro caso, em que se obtém a resultante da força muscular anexa, tem a mesma direção da vértebra. Este resultado (como na figura 1), quando o ponto final x da vértebra se encontra no ponto de secção transversal y de ambos os músculos M1 e M2, a potência muscular de M1 e M2, devido às suas condições de equilíbrio, é dada em ambos os lados da junção espinal, uma vez que os seus momentos M1 h1 e M2 h2 são compensados pelos momentos dos músculos rectos do estômago Mr h r. A potência resultante R encontra-se exatamente no eixo da vértebra.

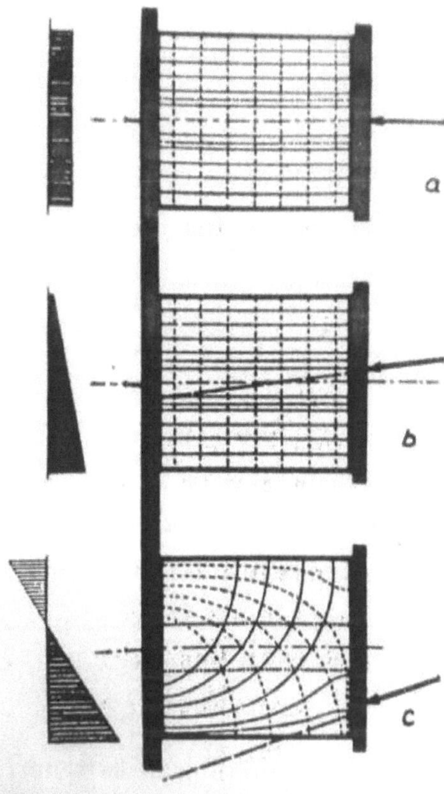

Figura 3 Percurso das trajectórias de tensão, bem como diagrama de tensão em colunas curtas e roliças (de acordo com Kummer (1960)

No lado esquerdo Diagrama de tensões na secção transversal dos pilares a)! Tensão de compressão axial

b) O impulso oblíquo , com a sua direção efectiva

permanecendo no interior do núcleo das colunas.

c) O impulso oblíquo , com a sua direção efectiva

permanecendo fora do núcleo dos pilares. As trajectórias de pressão e de tensão de tração formam agora, em conjunto, este tipo de carga de flexão do arco pontiagudo típico.

O segundo caso escolhido por Slipjer como exemplo de inserção muscular que foi suposto por ele, foi que o ponto final x da vértebra não se encontra no ponto de secção y de ambas as direcções musculares (Figura 2), mas a vértebra encontra o músculo M2 no ponto de secção x num ângulo reto. Neste caso, a resultante dos músculos M1 e M2 flui em direção oblíqua para o eixo da vértebra, o que resulta numa imensa tensão de flexão.Kummer (1960) mostrou o fluxo das trajectórias de tensão numa experiência modelo com o típico arco pontiagudo para a tensão de flexão (Figura 3).Como Kummer (1960) supôs que a tensão de flexão pode ser claramente vista em elementos longos, examinou a terceira coluna torácica de um tigre (pantera tigris). Tal como no caso das vértebras curtas dos Ungulados, não encontrou sistemas de flexão do osso esponjoso, o que poderia ser típico de tensão de flexão. Os ossos esponjosos são paralelos entre si e ao eixo da vértebra. Kummer chegou à conclusão, a partir deste resultado, de que não há provas seguras da existência de vértebras com uma estrutura de flexão da esponjosa no plano sagital até agora.

Gallois e Japiot (1925) fizeram esboços para o fluxo estrutural da vértebra utilizando imagens de raios X numa secção sagital medial e compuseram sistemas de flexão que são considerados como tensão de flexão da vértebra.

Schlüter (1965) introduziu a análise estrutural da vértebra da coluna lombar e da coluna torácica inferior. Determinou que uma conformidade completa com o fotograma das trajectórias de uma alavanca que foi formada em conformidade com uma tensão de flexão. Considerou ter encontrado aí a prova da tensão de flexão da vértebra no plano sagital.

Agora, a questão relativa à tensão da vértebra deve ser examinada utilizando a análise da distribuição dos materiais ou, pelo menos, para a explicar melhor.

Se for considerada a perceção de W. Roux (1895) relativamente à adaptação funcional, e a (lei de formação dos ossos) de F. Pauwels (1973), a distribuição material de um osso, por exemplo, é ajustada com a tensão de flexão. Isto pode ser visto claramente numa secção transversal. Por esta razão, a quantidade de tecidos ósseos da coluna vertebral deve ser examinada nesta questão para determinar sob que tipo de tensão exercem a resistência óptima.

Material e método

1. Material

Todas as espinhas vertebrais torácicas e lombares de três cadáveres foram mergulhadas em formalina e examinadas no Instituto de Anatomia da Universidade de Colónia, Alemanha. Estas vértebras foram utilizadas no curso de anatomia macroscópica para estudantes de medicina no Instituto. Os compostos foram macerados e finalmente desengordurados.

Trata-se de uma senhora de 74 anos (A), de um homem de 76 anos (B) e de um homem de 63 anos (C). Não eram evidentes quaisquer alterações causadas por doença. Foi examinada uma secção transversal de cada vértebra na sua base e a meio do comprimento. Desta forma, foram processadas 102 amostras.

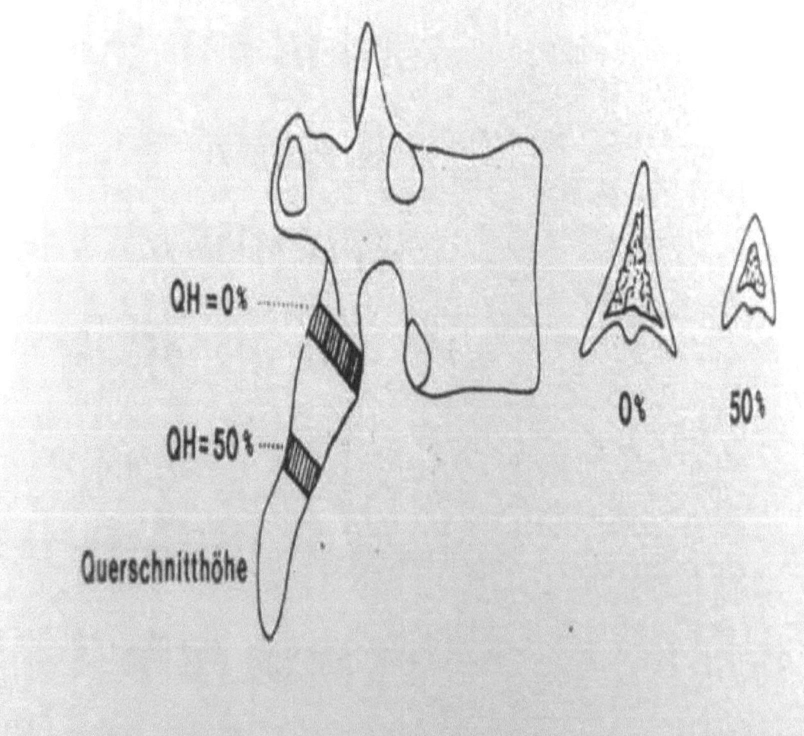

Figura 4: Localização das secções transversais com exemplo típico da forma da

coluna vertebral torácica examinada - Secções transversais da coluna vertebral

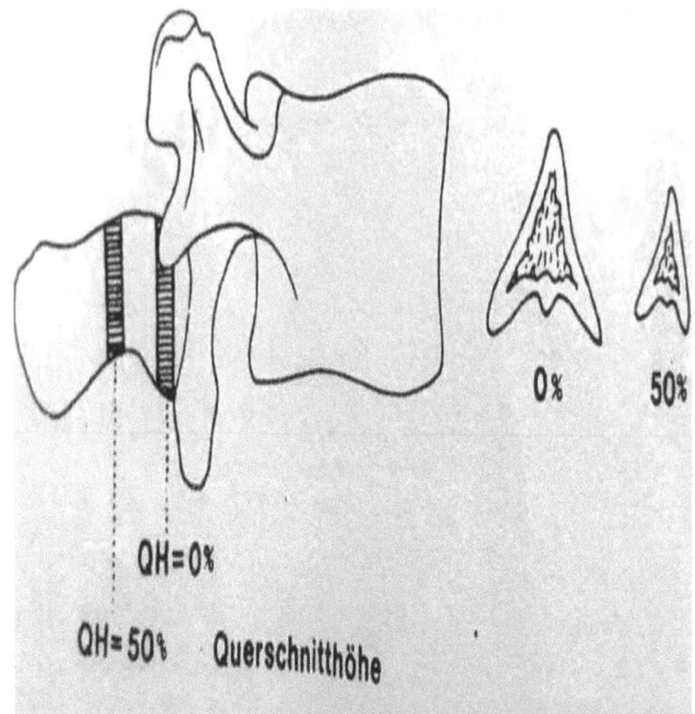

Figura 5: Localização das secções transversais com exemplo típico da forma da coluna vertebral da madeira examinada - Secções transversais da coluna vertebral

2. Método

Utilizando uma fita de serra, foi cortada uma fatia com 5 mm de espessura dos espinhos isolados na base (0% do comprimento) e no meio (50% do comprimento). A distribuição da secção transversal foi feita em ângulo reto com o eixo do comprimento da coluna vertebral (Figura 4 e Figura 5).

Foram marcadas as direcções para a direita, para a esquerda, dorsal e ventral. Finalmente, as secções transversais, que foram polidas com uma exatidão de ± 5 %, com uma espessura de 5 mm. O paralelismo plano das intersecções foi controlado, utilizando o paquímetro.

Foram efectuadas imagens de raios X a partir das fatias de osso. Para calibração da densidade, foram incluídas na imagem duas cunhas de alumínio padronizadas. (Burgerhoff 1944) (exposição à luz 12 s a 80 cm de distância focal).

Desta forma, as diferentes densidades nas imagens de raios X do osso podem ser comparadas com a camada correspondente da espessura do alumínio e podem ser quantificadas em conformidade. A unidade de comparação é a espessura da camada de alumínio em milímetros (mm Alu) A densitometria das imagens de raios X foi efectuada pelo densitómetro 3 CS de Joyce Loebel. Em seguida, os dados medidos foram transferidos para um computador de secretária (Apple II, Basis 108).Com a ajuda do programa que foi desenvolvido pelo professor associado Dr. R. Breul, a distribuição da densidade foi apresentada em 10 cores - e níveis de densidade, como uma imagem gráfica bidimensional.As cores individuais reflectem zonas de absorção de raios X semelhantes. A disposição das cores foi a seguinte: preto-vermelho-violeta-amarelo-escuro-amarelo-claro-verde-escuro-verde-claro-azul-escuro-azul-claro-rosa, em nível de densidade decrescente, sendo o preto o nível mais elevado. O termo densidade, neste estudo, refere-se sempre à densidade do tecido ósseo por raio X. É apenas um termo que se refere ao conteúdo mineral, mas também um fator que determina a porosidade do tecido ósseo.

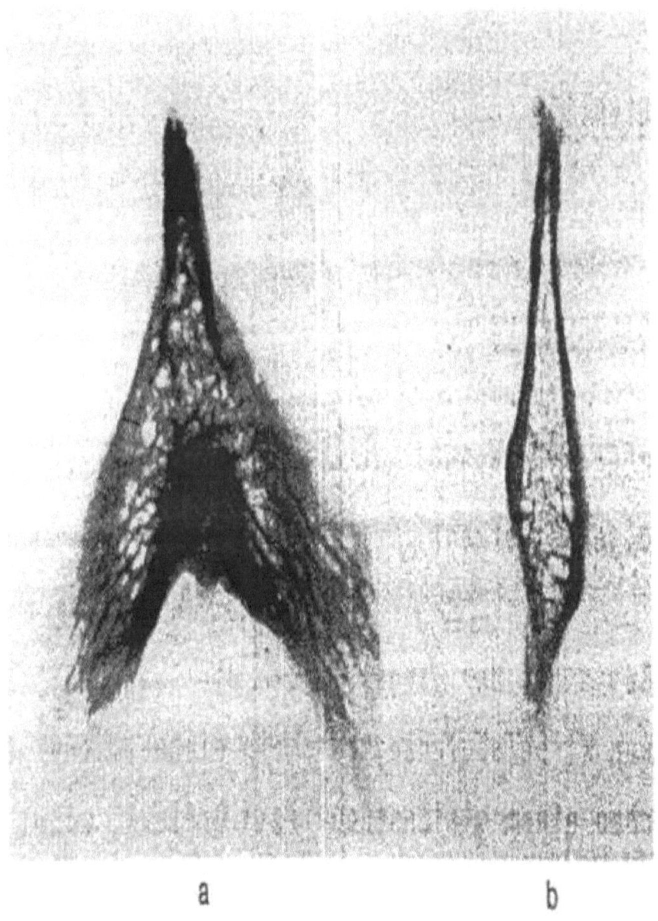

Fig. 6: Imagem de raio-X da secção transversal da coluna 3. lombar (A, L3
a) Baseb) Meio
(mulher, 74 anos)

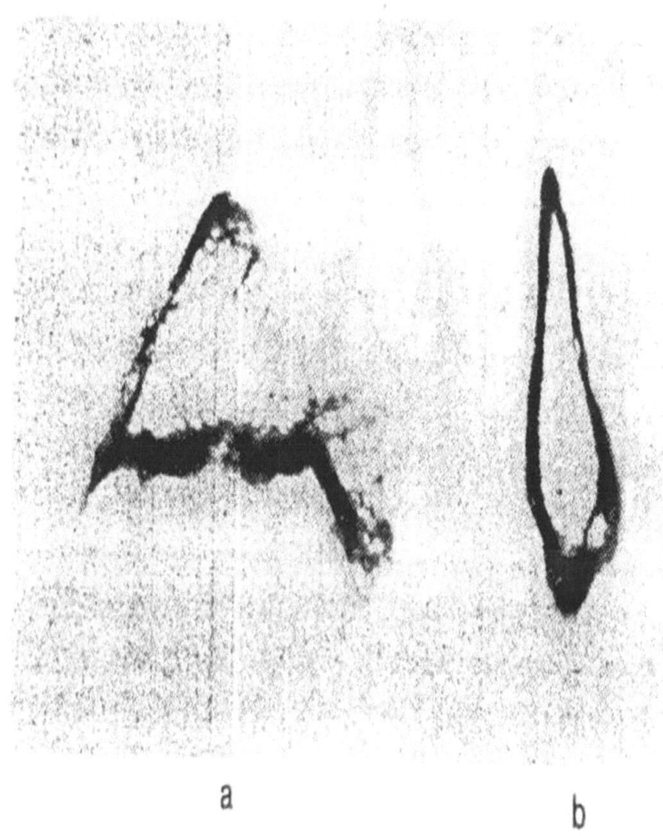

Fig. 7: Imagem de raio-X da secção transversal da 12. coluna torácica (C, Th12)

a) Baseb) Meio

(homem, 63 anos)

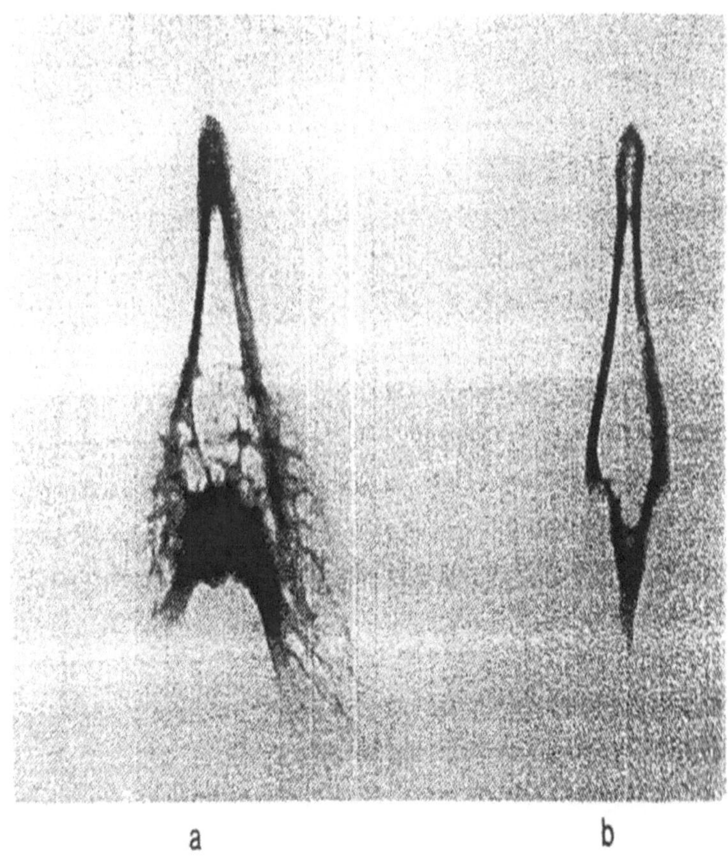

Fig. 8: Imagem de raio-X da secção transversal da coluna lombar (B, L 1)
a. Base b) meio
(homem, 76 anos)

Os resultados

1. <u>Formulário geral</u>

Nas imagens de raios X, as secções transversais apresentavam as seguintes formas:

Na base (0 % do comprimento), as secções transversais dos diferentes segmentos da coluna vertebral apresentam uma imagem uniforme que se assemelha a um triângulo isósceles, no qual o ângulo entre as duas hastes se situa cranialmente (Fig. 6a, 7a, 8a)

As secções transversais no meio da coluna vertebral apresentam formas bastante diferentes (Tab. 1) 33 de 51 secções transversais são triangulares. (Fig. 8)

No objeto A, os segmentos Th $_3$, L_3, L_4, e no objeto C, os segmentos Th $_3$, Th $_{8\text{-}11}$, bem como L $_2$, L $_3$, são elípticos. O segmento Th 2 do objeto C apresenta uma secção transversal redonda, o segmento A, L3 (Fig. 6 b) e o segmento C, T h 12 (Fig. 7 b) apresentam a forma de um losango (ver Tab. 1)

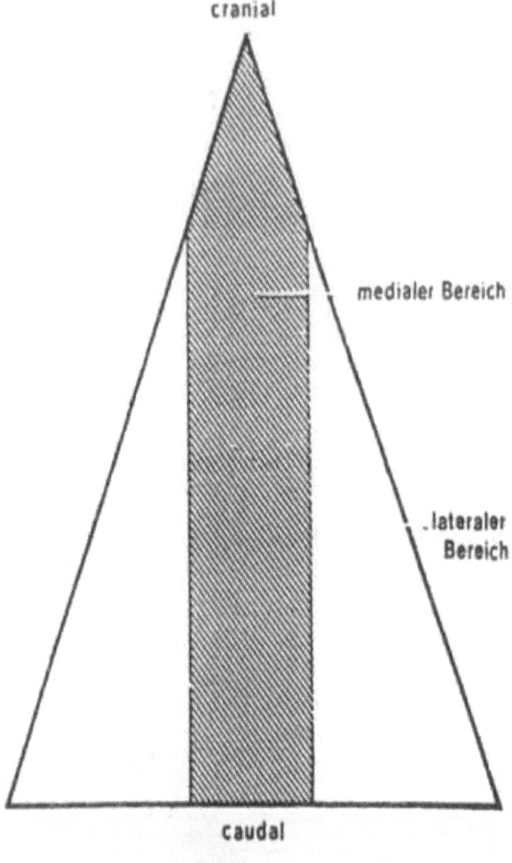

Fig.9 Ilustração esquemática da orientação na secção transversal da coluna vertebral

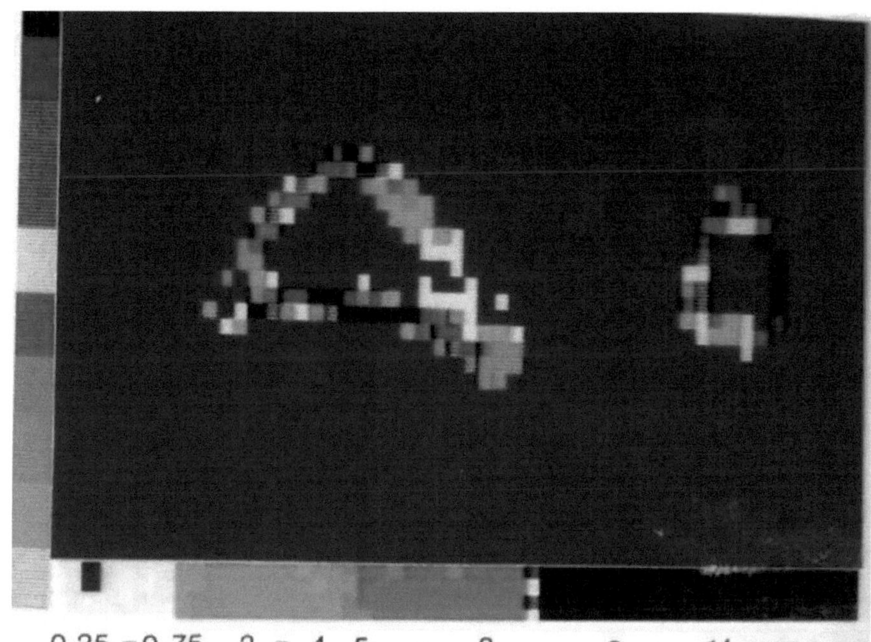

Fig. 10: densitometria computorizada da secção transversal do segmento da coluna vertebral T h 2

a) 0% do comprimentob) 50% do comprimento

(mulher, 74 anos)

Tab. 1: Forma das secções transversais no meio da coluna vertebral, (50 % do comprimento) Por referência às imagens de raios-X

Segmento da coluna vertebral	74 anos de idade	76 anos de idade	63 anos de idade
	fêmea (A)	homem (B)	homem (C)
T h ı	triangular	triangular	triangular
T h 2	triangular	triangular	rodada
T h 3	triangular	elíptico	elíptico
T h 4	triangular	triangular	triangular
T h 5	triangular	triangular	triangular
T h 6	triangular	triangular	triangular
T h 7	elíptica.	triangular	triangular
T h 8	elíptica.	elíptica.	elíptico
T h 9	elíptica.	triangular	elíptico
T hıo	elíptica.	triangular	elíptico
T h 11	elíptica.	triangular	elíptico
T h12	triangular	triangular	losango
L 1	elíptica.	triangular	triangular
L2	triangular	triangular	elíptico
L 3	losango	elíptica.	elíptico
L 4	triangular	elíptica.	triangular
L 5	triangular	triangular	triangular

2. **Distribuição da densidade**

A. As secções transversais na base (0 % do comprimento)

(i) Objeto A, segmentos T h 1- L $_5$ (quadro 2)

Nas secções transversais na base do objeto A, foi encontrado um padrão de distribuição do nível de densidade elevado (preto e vermelho) no retângulo cranial e caudal em torno do sagital medial (Fig. 9, 10 a) Os níveis de densidade mais elevados encontrados tanto no cranial como no caudal estão concentrados no bordo superior e inferior. Uma zona de densidade muito baixa ou o nível de densidade 0 situa-se entre eles. Apenas em três secções transversais foi evidente um nível lateral de densidade elevada.

Tabela 2: Distribuição dos níveis de densidade mais elevados (preto, vermelho) por referência à densitometria computorizada, 74 anos, sexo feminino (A) Thi - L5 (Fig. 9)

Coluna vertebral Segmento	Secção transversal na base do pináculo (0% do comprimento)	Secção transversal do meio do pináculo (50% do comprimento)
Isto	Medial: Cranial e Caudal	Medial: cranial e lateral isolado
Th2	Medial: Cranial e Caudal	Craniana: caudal da lateral
Th3	Medial: Cranial e Caudal	Craniana: caudal da lateral
Th4	Medial: Cranial e Caudal	Craniano: base isolada
Th5	Medial: Cranial e Caudal	Cranial: caudal
Th6	Medial: Cranial e Caudal	Médico: craniano e caudal
Th7	Medial: Cranial e Caudal	Médico: craniano e caudal
Th8	Medial: Cranial e Caudal	Caudal isolado
Th9	Medial: Cranial e Caudal	Craniano: caudal isolado
Th10	Medial: Cranial e Caudal	Craniano: caudal isolado
Thii	Medial: Cranial e Caudal	Craniano: caudal isolado
Th12	Medial: Cranial e Caudal	Craniano: caudal e lateral
Li	Medial: Cranial, Caudal e lateral isolado	Apenas níveis baixos
L2	Medial: Cranial, Caudal e lateral isolado	Crânio isolado
L3	Medial: Cranial, Caudal e lateral	Medial: cranial e caudal e lateral isolado
L4	Medial: Cranial e Caudal	Lateral isolado
L5	Medial: Cranial e Caudal	Craniano: lateral isolado

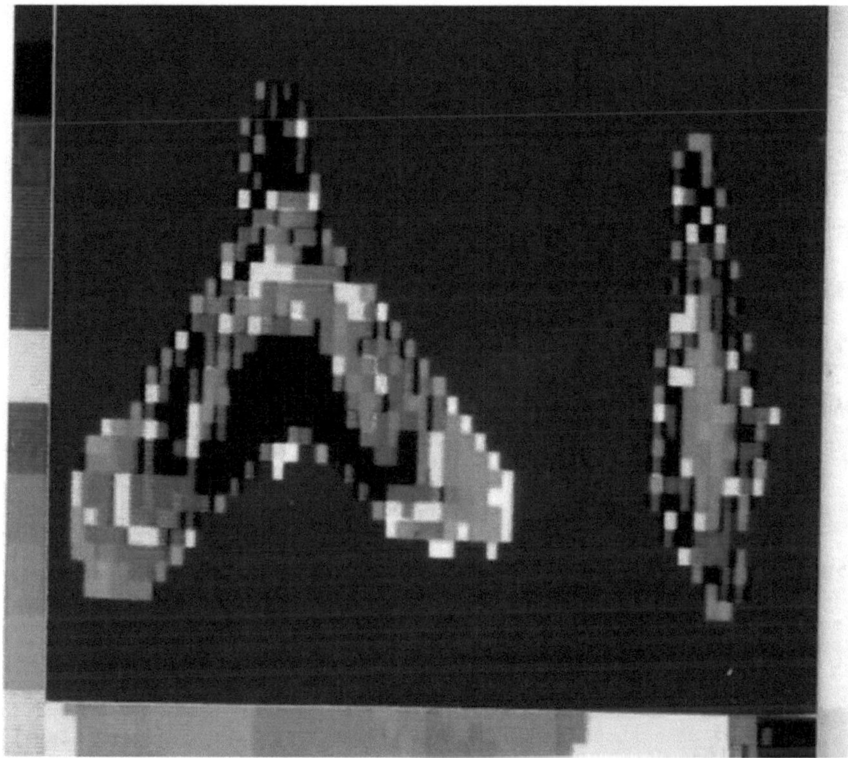

Fig. 11: Densitometria computorizada da secção transversal do segmento vertebral L 1

a) 0% do comprimentob) 50% do comprimento

(homem de 76 anos)

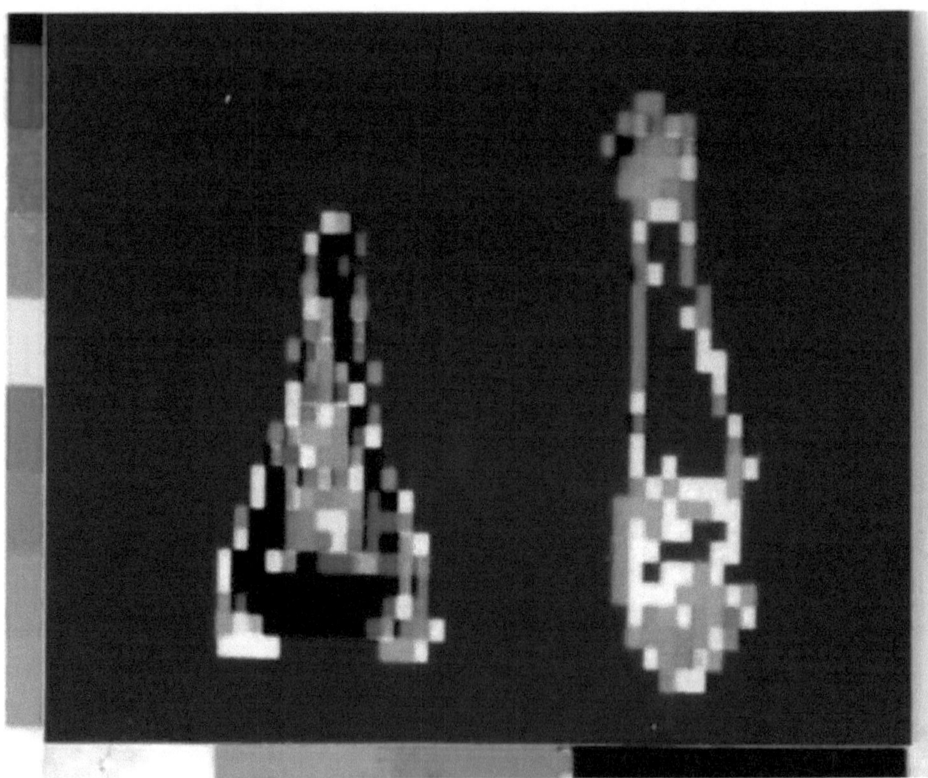

Fig. 12: densitometria computorizada da secção transversal do segmento vertebral L 5

a) 0 % do comprimentob) 50 % do comprimento

(homem, 63 anos)

(ii) Objeto B, segmentos T h 1- L 5 (quadro 3)

Aqui também resultou uma distribuição de densidade semelhante. Em 11 segmentos, os níveis de densidade mais elevados (preto e vermelho) situam-se no triângulo craniano e em torno da mediana sagital caudal (Fig. 11 a). Os níveis de densidade mais elevados que se situam tanto a nível craniano como caudal estão concentrados no bordo e uma zona de densidade muito baixa ou o nível de densidade 0 situa-se entre eles. Em 6 segmentos, eram evidentes níveis laterais adicionais de densidade mais elevada.

(iii)! Objeto C, segmentos T h 1- L 5 (Tab. 4)

Estes segmentos também mostraram o padrão de distribuição de densidade que já foi mencionado anteriormente. Em 13 segmentos, os níveis de densidade mais elevados (preto e vermelho) situam-se no triângulo craniano e em torno da mediana sagital caudal (Fig. 12 a). Os níveis de densidade mais elevados que se situam tanto no plano cranial como no plano caudal concentram-se no bordo; e uma zona de densidade muito baixa ou o nível de densidade 0 situa-se entre eles. Em 3 segmentos (T h 7, T h 12, e L 2), foram observados isolados adicionais

Os níveis laterais de densidade mais elevada eram evidentes. No objeto l 4, era evidente um padrão de níveis de densidade mais elevados a nível craniano e lateral.

Tab. 3: Distribuição dos níveis de densidade mais elevados (preto, vermelho) por referência à densitometria computorizada, homem de 76 anos (B) $Th_1 - L_5$ (Fig. 9)

Segmento da coluna vertebral	Secção transversal na base	Secção transversal a meio da
	da coluna vertebral (0 % da	coluna vertebral
	comprimento)	(50 % do comprimento)
Th_1	arco craniano formado e	arco craniano formado e
	medial	medial
Th_2	arco craniano formado e	arco craniano formado e
	medial	medial
Th_3	arco craniano formado e	arco craniano formado e basal
	medial	
Th_4	medial: craniano e	craniano: caudal e isolado
	caudal	lateral
Th_5	medial: craniano e	craniano: caudal e isolado
	caudal	lateral
Th_6	medial: cranial caudal	Cranial, caudal e lateral isolado
	lateral isolado	
Th_7	medial: craniano e	medial: cranial, caudal e
	caudal	lateral isolado
Th_8	medial: craniano e	medial: craniano e
	caudal	caudal
Th_9	medial: craniano e	medial: craniano e
	caudal	caudal
Th_{10}	medial: craniano e	medial: cranial, caudal e
	caudal	lateral isolado

T h 11	medial: cranial, caudal	medial: cranial, caudal e
	e lateral isolado	lateral isolado
T h 12	arco craniano formado e medial	medial: cranial, caudal e lateral isolado
L i	medial: cranial, caudal	medial: cranial, caudal e
	e lateral isolado	lateral isolado
L2	medial: cranial, caudal	medial: cranial e caudal
	e lateral isolado	
L 3	medial: cranial, caudal	craniano: caudal e isolado
	e lateral isolado	lateral
L 4	medial: cranial caudal	medial: cranial e caudal
	e lateral isolado	
L 5	craniano e caudal	Craniano e
		lateral isolado

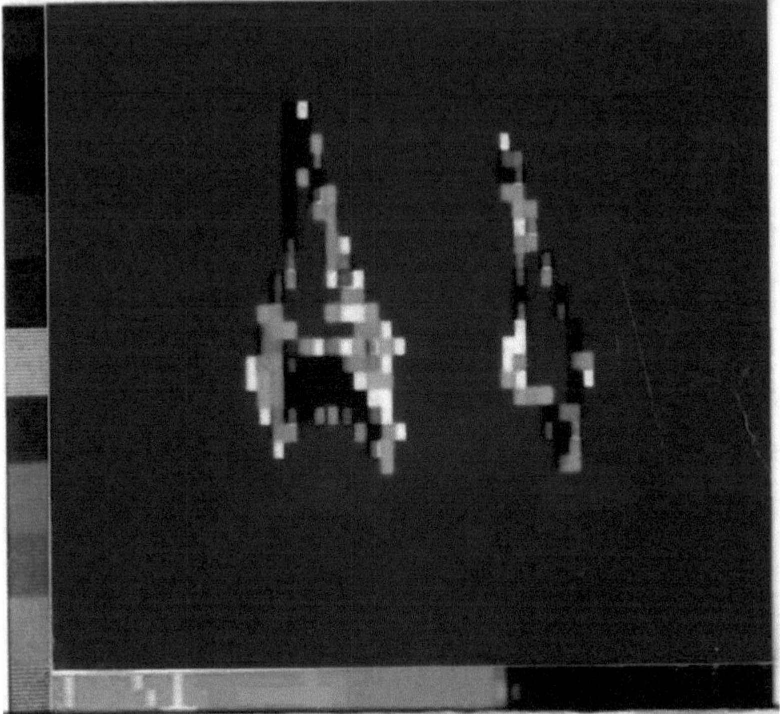

Fig. 13: Densitometria computorizada da secção transversal do segmento vertebral L 2

a) 0% do comprimentob) 50% do comprimento

(mulher, 74 anos)

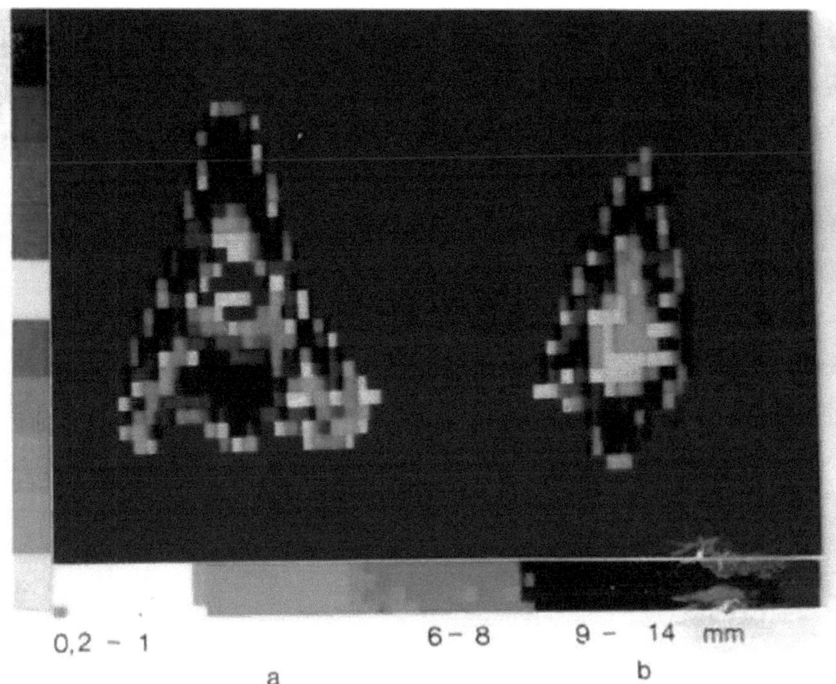

Fig. 14: Densitometria computorizada da secção transversal do segmento da coluna vertebral T h $_{12}$

a) 0 % do comprimento b) 50 % do comprimento

(homem, 76 anos)

8. As secções transversais a meio (50 % do comprimento)

(i) Objeto A, segmentos T h 1- L $_5$ (Tab. 2)

A distribuição dos níveis de densidade mais elevados (preto e vermelho) também foi encontrada no triângulo craniano e em torno do sagital medial, caudal Os níveis de densidade mais elevados que foram encontrados tanto no craniano como no caudal concentraram-se no bordo. Uma zona de densidade muito baixa ou o nível de densidade 0 situa-se entre eles. Em 5 objectos (T h $_{1-3}$, T h $_{12}$, e L $_3$), eram evidentes na secção transversal níveis laterais adicionais isolados de densidade mais elevada (Fig. 13 b). O segmento L $_1$ apresenta em toda a sua extensão apenas níveis de baixa densidade, sendo que a mesma coluna apresenta também na base uma distribuição típica de densidade. O segmento L_4 apresentou apenas níveis isolados de densidade lateral e o segmento L_5 níveis cranianos e laterais isolados de densidade mais elevada.

(ii) Objeto B, segmentos T h 1- L_5 (Tab. 3)

Nestes segmentos, o mesmo padrão de distribuição dos níveis de densidade mais elevados (preto e vermelho) foi também encontrado a nível cranial e em torno do sagital medial, caudal (Fig. 14 b). Os níveis de densidade mais elevados que foram encontrados tanto no crânio como na cauda concentraram-se no bordo. Uma zona de densidade muito baixa ou o nível de densidade 0 situa-se entre eles. Em 9 segmentos, eram evidentes níveis laterais adicionais isolados de densidade mais elevada. Nem todos estes segmentos apresentavam uma distribuição de densidade na base diferente da maioria dos segmentos. O segmento L5 apresentava apenas níveis cranianos e laterais isolados.

Tab. 4: Distribuição dos níveis de densidade mais elevados (preto, vermelho) por referência à densitometria computorizada, 63 anos de idade, sexo masculino (C)

T h 1 - L 5 (Fig. 9)

Segmento da coluna vertebral	Secção transversal na base	Secção transversal no no meio do
	da coluna vertebral (0 % da	coluna vertebral
	comprimento)	(50 % do comprimento)
T h 1	arco craniano formado e	arco craniano formado e
	medial	medial
T h 2	medial: cranial caudal	arco craniano formado e
	lateral isolado	medial
T h 3	medial: cranial /caudal	craniano e caudal
T h 4	medial: craniano e	craniano e isolado
	caudal	caudal
T h 5	medial: cranial, caudal	craniano: caudal e isolado
	cantos	lateral
T h 6	medial: craniano e	apenas baixa densidade
	caudal	níveis
T h 7	medial: cranial caudal	craniano, e
	lateral isolado	caudal isolado
T h 8	craniano e	craniano, e
	caudal	caudal isolado
T h 9	medial: craniano/	medial: craniano/
	caudal	caudal
T h 10	craniano e	craniano e
	caudal	caudal
T h ii	medial: craniano/	medial: craniano/
	caudal	caudal

T h 12	medial: cranial caudal	apenas baixa densidade
	lateral isolado	níveis
L 1	medial: craniano	craniano e isolado
	e caudal	lateral
L2	medial: cranial caudal	craniano: caudal e isolado
	lateral isolado	lateral
L 3	craniano e	craniano isolado
	caudal	e caudal
L 4	craniano e	craniano isolado
	caudal	e caudal
L 5	medial: craniano e	apenas baixa densidade
	caudal	níveis

(iii) Objeto C, segmentos T h 1- L 5 (Tab. 4)

Até 5 segmentos, o padrão de distribuição dos níveis de maior densidade (preto e vermelho) foi encontrado cranialmente e em torno do sagital medial, caudal (Fig. 15 b). Os níveis de densidade mais elevados que foram encontrados tanto no crânio como na cauda concentraram-se no bordo. Uma zona de densidade muito baixa ou o nível de densidade 0 situa-se entre eles. Os níveis de densidade mais elevados (preto e vermelho), equivalentes a 9 -14 mm de alumínio, foram encontrados no crânio e em torno da região sagital medial, caudal.

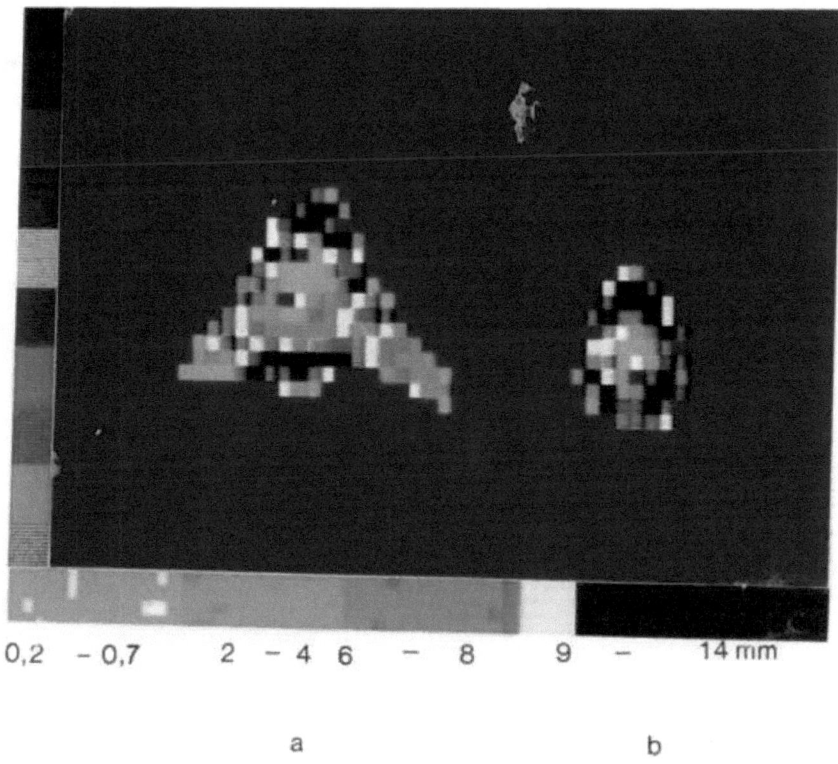

Fig. 15: Densitometria computorizada da secçao transversal do segmento da coluna vertebral Th_1

a) 0 % do comprimento b) 50 % do comprimento

(homem, 63 anos)

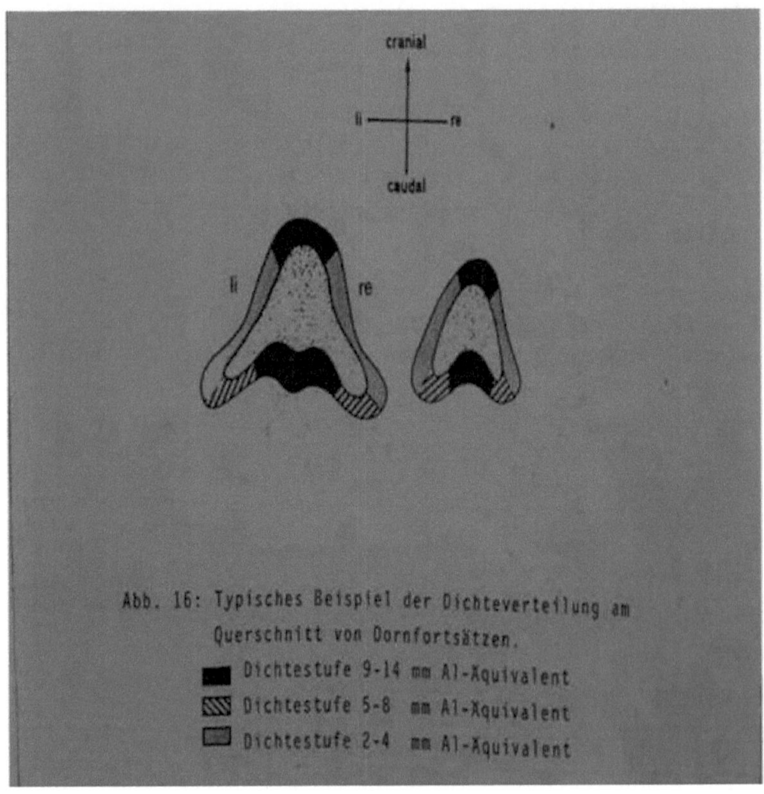

Fig. 16: Exemplo típico da distribuição da densidade numa secção transversal da coluna vertebral

Nível de densidade 2- 4 mm Al -equivalente

I Nível de densidade 9-14 mm Al -equivalente

I Nível de densidade 5- 8 mm Al -equivalente

3. Síntese dos resultados:

a) As secções transversais na base (0 % do comprimento)

Como se pode verificar pelos resultados dos exames acima apresentados, o seu padrão de distribuição é semelhante ao da distribuição da densidade nestas secções transversais, com algumas variações, como o aparecimento de condensações laterais adicionais. Os níveis de densidade mais elevados (preto e vermelho) equivalentes a 9-14 Alumínio, que foram encontrados tanto no crânio como no caudal, concentraram-se no bordo. Uma zona de densidade muito baixa ou o nível de densidade 0 situa-se entre eles. (Fig. 16).

b) As secções transversais no meio (50 % do comprimento)

Aqui reside a maioria dos níveis de maior densidade (preto e vermelho) equivalentes a 9-14 Alumínio na secção transversal cranial e em torno da sagital medial, caudal. Mas foram encontradas muitas variações, como por exemplo a ocorrência de níveis exclusivamente baixos (azul e rosa) equivalentes a 0,25 - 0,75 Alumínio. (Fig. 12 b). Os níveis de densidade mais elevados, que foram encontrados tanto no crânio como na cauda, concentraram-se no bordo. Uma zona de densidade muito baixa ou o nível de densidade 0 situa-se entre eles.

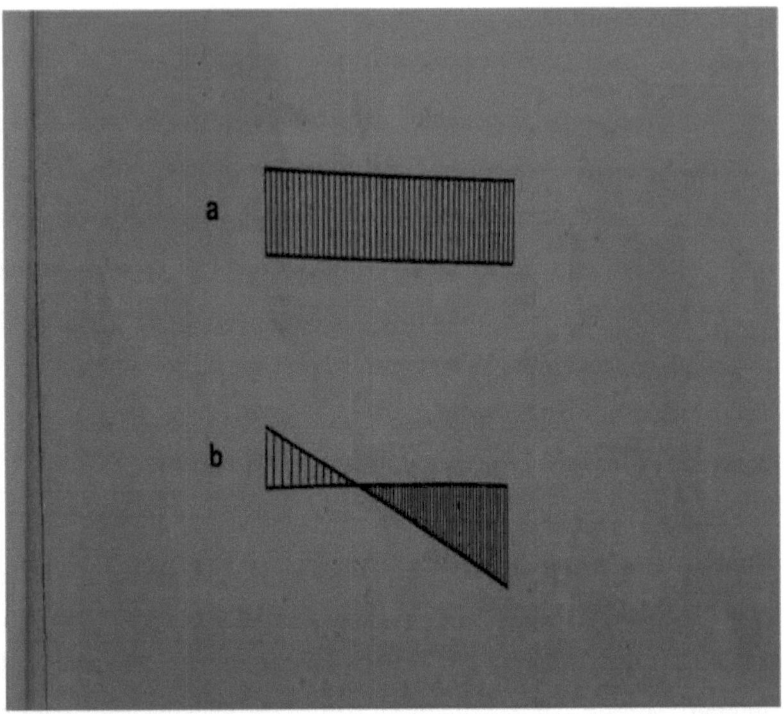

Fig. 17: Stress diagram at:

a) Tensão axial; a tensão na secção transversal apresentou sempre o mesmo valor

b) Tensão de flexão; a tensão é distribuída na secção transversal de forma bastante irregular. As mais elevadas foram encontradas na borda, e caem em direção ao Faser neutro para o nível zero.

Discussão

As secções transversais na base e no meio dos espinhos mostram uma concentração de material nas zonas do bordo cranial e caudal. Uma zona de densidade muito baixa situa-se no meio. Se isto se aplica, que o osso reflecte um corpo de consistência semelhante, (Pauwels 1948, 1950, 1954, 1955, 1968; Kummer 1962, 1972, 1978) então, de acordo com esta distribuição de material, estas fatias de esqueletos, tal como viveram, foram sujeitas a tensões de flexão, porque uma tensão axial teria resultado numa distribuição uniforme de material na secção transversal.

Uma vez que nem sequer foi encontrada uma distribuição quase igual do material nos objectos examinados, a suposição de uma tensão axial da coluna vertebral é bastante improvável. O padrão real de distribuição do material pode ser comparado com o diagrama de tensões apresentado na Fig. 17, que é válido para tensões de flexão. Ao mesmo tempo, a superfície do material de base afasta-se do lado voltado para a carga sob pressão. Em valores absolutos, a tensão de compressão é sempre superior à tensão de tração.

Na coluna vertebral, o lado caudal deve ser considerado como o lado de compressão e o lado craniano como o lado de tração. Isto faz com que a tensão de flexão seja direcionada para o lado caudal no nível sagital.

Estas constatações correspondem aos exames de Gallois e Japiot (1925) que foram utilizados para descrever a tensão da coluna vertebral pelos sistemas de arco, fazendo-os assumir a tensão de flexão.

fig. 18

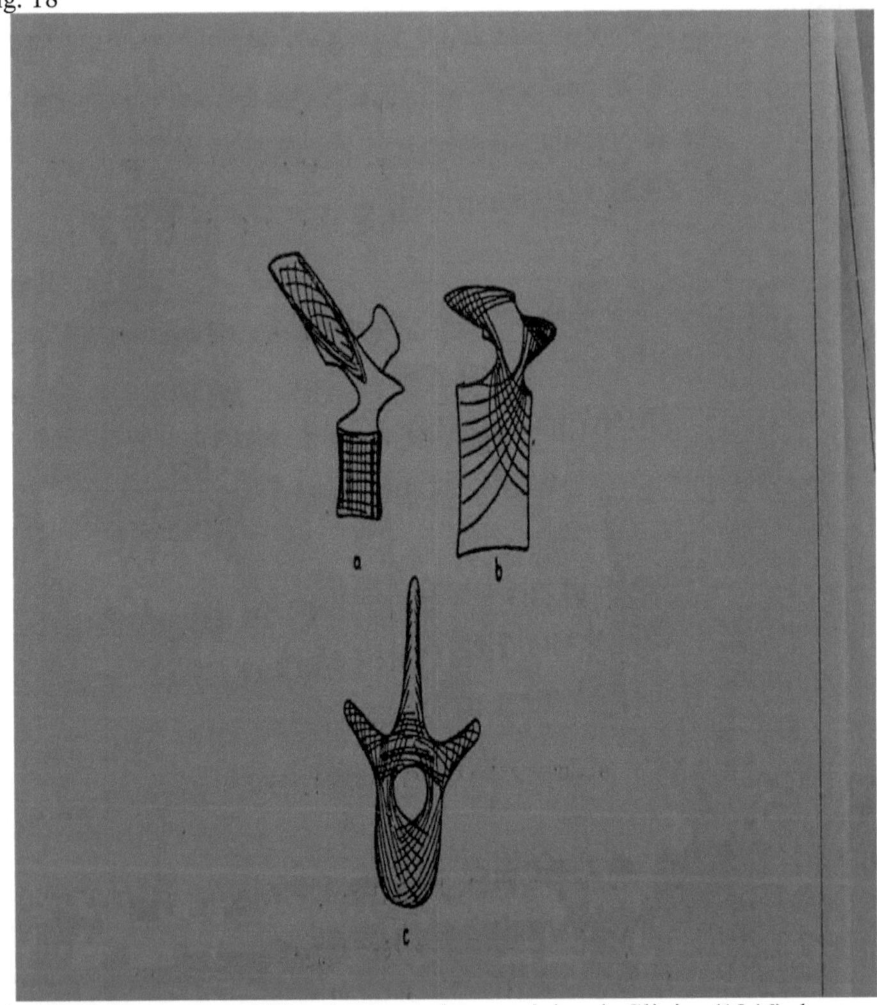

Fig. 18: Esboço esquemático de uma coluna torácica de Slipjer (1946) de acordo com Gallios e Japiot (1925).

a) Secção medial

b) Secção sagital

c) Secção transversal

A estrutura dos cursos que esboçaram em secção sagital medial é muito próxima dos presentes achados (Fig. 18).

Mas estes resultados contradizem as suposições de Strasser (1913), que pretendia dizer, de acordo com as suas observações comparadas, que as espinhas na direção da resultante estão ajustadas a todos os músculos que participam no processo. Strasser não apresentou uma análise estrutural.

Como não foi encontrada uma distribuição uniforme da densidade nos objectos examinados, as primeiras hipóteses de Slipjer (1946) de acordo com Kummer (1960) não puderam ser comprovadas. Esta hipótese foi assumida a partir de uma tensão axial (Fig. 1)

Os resultados dos presentes exames opõem-se às segundas hipóteses de Slipjer (1946), segundo Kummer (1960), em que a tensão de flexão da coluna vertebral no nível sagital foi assumida. (Fig. 2)

Os nossos resultados confirmam ainda mais a hipótese de tensão de flexão da coluna vertebral no nível sagital através de Schlüter (1965), que depende de uma análise estrutural da coluna vertebral da coluna lombar e da coluna torácica inferior.

A distribuição da densidade nas secções transversais no meio dos espinhos mostrou uma imagem menos uniforme do que as secções transversais na base. Assim, no objeto A, nos segmentos T h $_{1-3}$, T h $_{12}$, L $_{3-5}$, e no objeto B, nos segmentos T h $_{4-7}$, T h $_{10-12}$, L $_{5}$, e no objeto C, nos segmentos T h $_{5}$, L $_{2}$ lateral, são apresentados níveis de densidade mais elevados.

Além disso, em 4 secções transversais, apenas foram encontrados níveis baixos. (Objeto A, segmento L1, objeto C Segmento T h $_{6}$, T h $_{12}$, e L $_{5}$).

Como já foi notado, alguns espécimes, nos quais se encontram secções através da base e através do meio da coluna vertebral, não cumpriram a imagem de uma tensão de flexão pura. Nas secções basais, eram evidentes condensações laterais adicionais que se desviavam das mesmas. As secções no meio mostraram uma distribuição geralmente uniforme, em parte com níveis de densidade completamente baixos. Por conseguinte, nestes casos não era evidente uma tensão de flexão clara, mas sim uma tensão mais axial. Dois desses fluxos foram encontrados na área transitória da coluna torácica para a coluna lombar ou da coluna lombar para o sacro. No que diz respeito às espinhas que mostram apenas num dos níveis de secção uma distribuição típica de densidade, não supomos uma tal interpretação dos resultados.

Em conclusão, pode estabelecer-se que, de acordo com os presentes resultados, uma flexão na direção sagital deve ser considerada como a tensão significativa da coluna vertebral da coluna torácica e da coluna lombar do ser humano.

Resumo

Em cada 2 secções transversais, as alturas (na base e à distância de metade do comprimento) da coluna vertebral da coluna torácica e da coluna lombar do ser humano, a distribuição da densidade dos raios X foi registada utilizando a densitometria computorizada.

Verificou-se uma distribuição irregular da densidade no plano das secções. Os níveis de densidade mais elevados situam-se no bordo cranial e caudal, entre uma zona de menor densidade.

Esta distribuição está em conformidade com o diagrama de tensão que pertenceria à tensão de flexão no nível sagital. Ao avaliar a literatura biomecânica (Pauwels 1948, 1950, 1954, 1955, 1968: e Kummer 1960, 1962, 1972, 1978), chega-se à conclusão de que pelo menos as espinhas da coluna torácica e lombar são ajustadas a uma tensão de flexão e, desta forma, também foram sujeitas a tensões durante a vida.

Referências

1. BENNINHOFF, A., GOERTTLER, K: Leh rbuch der Anatomie des Menschen. 1. Band. Urban & Schwarzberg, München. 11. Auflage, Berlin, Wien 1975.

2. BERGERHOFF, B Über die Normung der Rontgenaufnahmen Rontgenpraxis 16, 7-47, 1944

3. BOURGERY, M; Traité Complet de 1' anatomie de l'home. Paris 1838

4. FICK, R Handbuch der Anatomie und Mechanik der Gelenke

3. Spezielle Gelenk und Muskelmechanik G: Fisher, Jena 1911

5. GALLOIS, J. JAPIOT, M.: Arquitetura interior das vertentes Rev. D. Chir.63, 688, 1925

6. HILGEN, B.: Análise funcional da forma de cálculo e da

7. Rontgendichte Menschlicher Ulnae Med.Diss. Koln 1981

8. KNIEF; J; J: Quantative Untersuchun der Verteilung der Hartsubstanzen im Knochen Ihrer Beziehung zur lokalen Mechanichen Beanspruchung. Z. Anat. Entwickl. Gesch. 126, 55-80, 1967

9. 8. KONERMANN, H.: Quantitative Bestimmung der Materialverteilung nach Rontgenbildern des Knochens mit einer neuen fotogra-phischen Methode. Anatomie Springer-Verlag 134, 14-48, 1971

10. KUMMER, B.: Biomechanik des Saugetierskeletts. Kukenthals Handbuch der Zoologie 6, (2) 1-80, 1959

11. 10-KUMMER, B.: Beziehungen zwischen der mechenischen Funktion und dem Bau der Wirbelsaule bei quadrupeden Saugetieren. Tierzucht u. Züchtungsbiologie 74, 159-167, 1960

12. KUMMER, B.: A biomecânica da coluna vertebral. Sitz. Ber. Net. Forsch. Ges. Bren.N.F. 22, 239-259, 1965

13. 12. KUMMER, B. Biomecânica do mamífero esqueleto, problemas de tensão estática. Fortschritte der Zoololgie, Band 24, Heft

2/3, Gustav Fischer Verlag Stuttgart 1977

14. 13. KUMMER, B.: Biomechanische Konsequenzen der tetrapoden Lokomotion. Zoll. Ib Anat. Bd. 99, 117-128, 1978

15. 14. KUMMER, B.: Morfologia e biomecânica da Halswirbelsaule.

16. Z. Orthop., F. Enke Verlag Stuttgart 119, 554-558 1981a

17. 15- KUMMER, B.: Biomechanik der Wirbelgelenke. Die Wirbelsaule in Forschung und Praxis 87, Hipócrates, Estugarda 1981b

18. 16. KUMMER, B.; Funktionelle und pathologische Anatomia das Lombadas. Orthopadische Praxis der Baden-Badener Reihe, Med. Lit. Verlagsgesellschaft, Uelzen 2, 84-90, 1982

19. 17. MEYER, H.v.: Die Architektur der Spongiosa. Reichert und Dubois - Reymond's Arch. 615, 1867

20. 18. OBERLÀNDER, W.: Dir Verteilung der Knochen in der Umgebung des Acetabulums und iher funktionelle Deutung. Med. Diss. Koln 1973

21. 19. OSTERIIOLZ-MIDDENDORF, H.: Die Dichteverteilung des subchondralen Knochens im Tibiakoft und ihre Deutung im uammenhang mit der Bean-spruchung des Kniegelenkes. Med. Diss. Koln 1984

22. 20. PAUWELS, F.: Gesammelte Abhandlungen zur Anatomia funcional dos aparelhos de respiração. Springer, Berlim, Heidelberg, Nova Iorque 1965

23. 21. ROUX, W.: Gesammelte Abhandlung über die Entwicklungsmechanik der Organismen. Bd. 1 e 2, Wilhelm Engelmann, Leipzig 1895

24. 22. SCHAEFER, H.-J.: Material- und Spannungsverteillung im menshlichen Radius unter Annahme einer Biegebeanspruchung. Anat. Anz., Jena 146, 326-327, 1979

25. 23. SCHMITT, H.P.: Über die Beziehung zwischen Dichte e Festigkeit des Knochens am Beispiel des menschlichen Fémures. Anat. Entwickl. Gesch. 127, 1-24, 1968

26. SCHLOTER, K.: Form und Struktur des normalen und des pathologisch veranderten Wirbels Die Wirbelsaule in Forschung und Praxis, 30. Hipócrates, Stuttgart 1965

27. 25. SLIJPER, E.I.: Comparação biológica-anatómica investigações sobre a coluna vertebral e a musculatura espinal dos mamíferos. Verh. Kon. Ned. Akad. v. Wetensch., Afd. Nat. Kde sect. D. 42, 1946

28. SQUIRE, L.F.: Fundamentals of Radiology, a Commonwealth Fund Brock, Harvard Uni. Press, Cambridge, Massachussetts e Londres 1982

29. 27. STRASSER, L.F.: Lehrbuch der Muskel- und Gelenkmechanik Springer, Berlim 1913

30. 28. WOLFF, J: Das Gesetz der Transformation der Konchen. Berlim 1892

31.

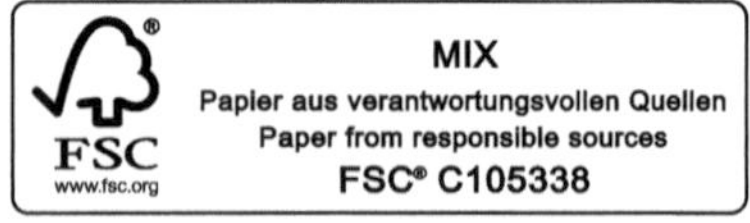

Printed by Books on Demand GmbH, Norderstedt / Germany